"Alles vermag ich durch den, der mich stark macht, Christus Jesus."

Phil 4, 13

Susanne Schullerus-Keßler
Daniel Caspari (Fotos)

In tiefen Furchen säen

Bilder und Texte für Zeiten der Krankheit

R. BROCKHAUS VERLAG WUPPERTAL

Meine Seele ist versteinert nach der Botschaft des Arztes, die ich bekommen habe. Wie zähe Lava kriechen Gedanken durch meinen Kopf. Sie erstarren. Es ist wie Mord in meinen Gedanken, sagt der Beter eines Psalms und meint Feinde, die ihn schmähen.

Mein Gegner, den ich noch nicht kenne, sitzt in mir und macht mich krank. Ich weiß nicht, woher er gekommen ist. Vielleicht bin ich es selbst. Rückblick und Einsicht sind mir in diesen Tagen verwehrt.

Ich spüre, wie schlecht es mir geht. Im Spiegel sehe ich Schatten. Von anderen höre ich, dass meine

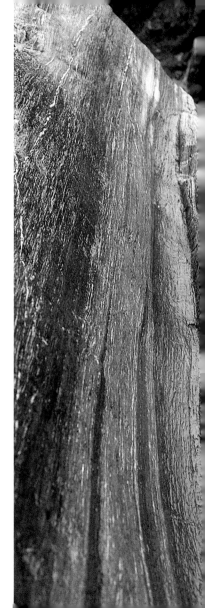

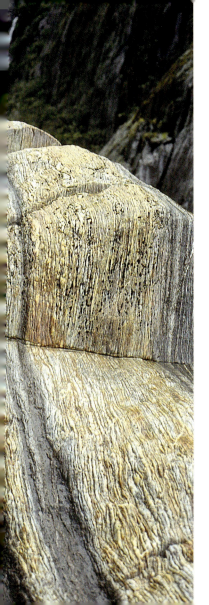

Schmerzen Wahrheit sind. Worte, die ich nicht wissen will, graben sich in mein Herz.

Deine Fluten rauschen daher; eine Tiefe ruft die andere. Alle deine Wasserwogen und Wellen gehen über mich. Mein Gott, ich bin von Grauen überwältigt. Fügsam nach außen, verharre ich in meinem Inneren bewegungslos.

Felsbrocken liegen auf meiner Brust. Ich sehe und sehe doch nichts, höre, aber bin wie taub. Ich will sie nicht kennen, die dumpfe Ahnung, die sich ans Tageslicht drängt, will nicht krank sein.

Euer Land ist verwüstet, klagt der Prophet, die Städte mit Feuer verbrannt. Flirrend steht die Hitze um mich her. Nichts habe ich, um meinen Fuß ausruhen und meine Sorgen rasten zu lassen.

Ausgehöhlt bin ich und leer. Was fest war, bröckelt; ich schaue mich in mir um und sehe, was hohl geworden ist. Nur zögernd spüre ich, wie Pflichten meine Stärke und Ansprüche meine Kraft verzehren.

Seifenblasen bersten leise; der lautlose Knall jagt morgens meine Träume aus dem Schlaf. Die Erde ist wieder wüst und leer. Es wird finster in der Höhe und in der Tiefe. Die Schöpfung hat mit mir einen Rückfall erlebt.

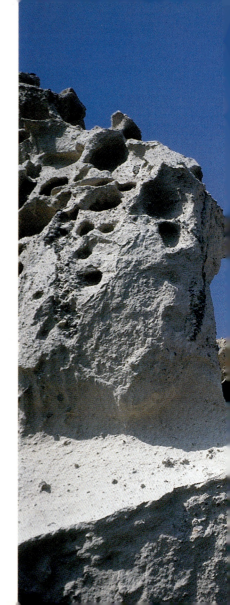

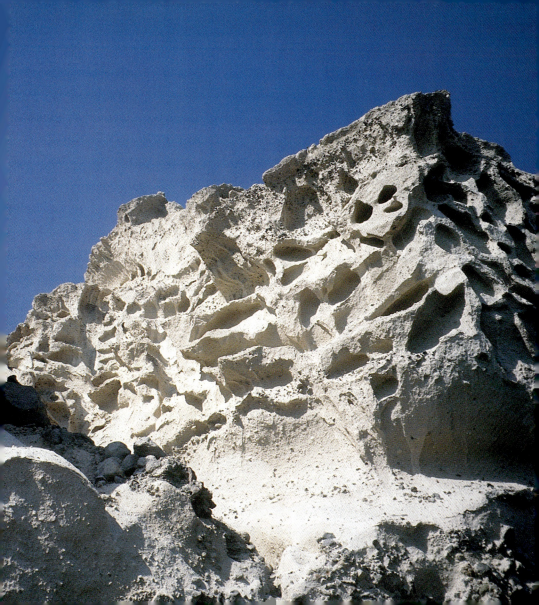

Müdigkeit wohnt in mir. Mein Körper wiegt unglaublich schwer. Mir brennen die Augen. Ich möchte schlafen, aber ich fürchte selige Träume und schauerliches Erwachen.

Wo kann ich mich verbergen vor dem eisigen Blau der Luft, wo treffen die saphirkalten Kristalle nicht mehr, die mir heilende Himmelskräfte vorgaukeln? Lass mich nicht irre werden an meiner Sehnsucht nach dem Unerreichbaren.

Wer bist du, Gott, der du Bäche wasserreich oder trocken machst, der du dürrem Land Feuchtigkeit gibst oder Wasserquellen versiegen lässt, dass fruchtbares Land zur Salzwüste wird?

Du bist mir fremd wie alle, die um mich sind. Ich bin ihrem Leben und Lachen entwöhnt. Sätze und Gesten betrachte ich von einer dunklen Loge aus, die verschlossen ist. Ich kann nicht mehr mitspielen. Möchte ich es überhaupt noch?

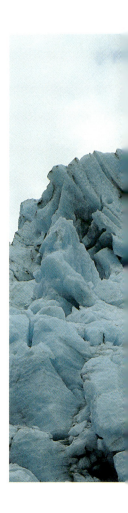

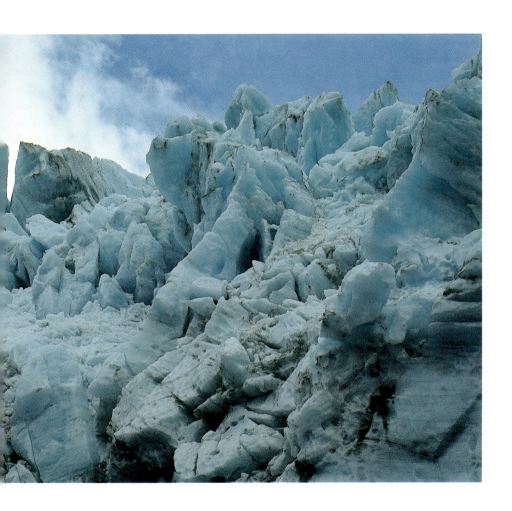

Die Sonne verfinstert sich in meiner Bedrängnis, der Mond verliert seinen Schein und die Sterne fallen vom Himmel. Kann sein, ich habe zu hoch gegriffen, habe mich womöglich an mir selbst vergriffen.

Ich weiß nicht, ob das Ende meiner Zeit oder Rettung auf Jahre hinaus gekommen ist. Mag sein, dass Tod und Auferstehung in der Mitte der Nacht zusammenfallen, unmerklich der aussichtslose Ausgang zum Eingang in andere Möglichkeiten wird.

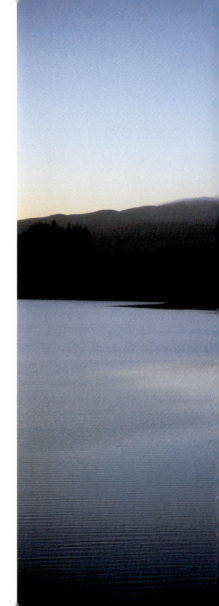

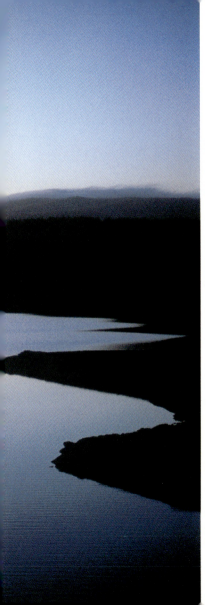

Der Herr ist mein Schatten über meiner rechten Hand. Ich frage mich, ob alle meine Schatten ein Zeichen dafür sind, dass unter Bisheriges ein Schlusspunkt gesetzt und eine neue Seite aufgeschlagen werden soll.

Noch zweifle ich, ob ich sagen kann: Gott ist der Schatten über meiner rechten Hand, damit mich des Tages die Sonne nicht sticht noch der Mond des Nachts. Ich fühle keine Bewegung. Alles steht still.

Zuerst konnte, dann wollte ich nicht weinen. Niemand, nicht einmal ich selbst, sollte erfahren, wie es um mich steht. Die Lüge, es geht mir gut, es fehlt mir nichts, sie sollte meine Zuflucht sein.

Ich hatte mit dem Tod einen Bund geschlossen und mit dem Totenreich einen Vertrag gemacht - zu schweigen, jeden Protest gegen mein tägliches Leiden zu unterdrücken. Die falsche Zuflucht ist zerschlagen, das Wasser schwemmt den tödlichen Schutz hinweg.

Ich weine, winsele, heule, klage, schreie. Meine Tränen kehren das Innerste nach außen. Sie verschaffen mir Luft und hindern mich, an all dem Schmerz zu ersticken, der mich würgt.

Mein Leiden nimmt mich ganz und gar in Besitz. Ich gebe mir und meinem Kummer den Raum, den ich brauche. Für diese Minuten, Stunden oder Tage höre ich auf, mich zu beherrschen. Endlich fange ich an, mich wirklich sein zu lassen.

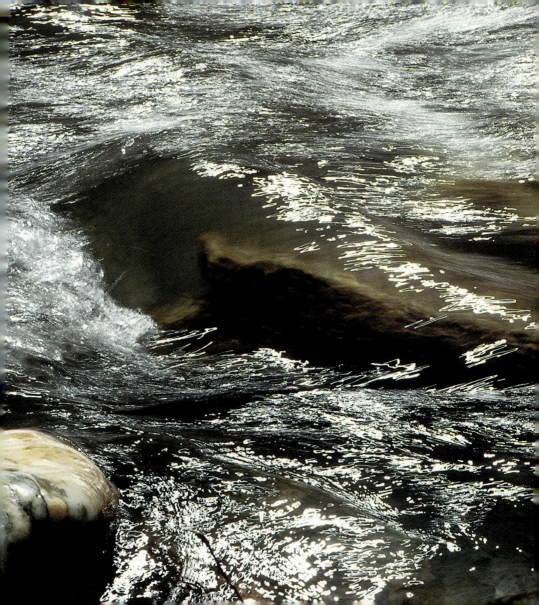

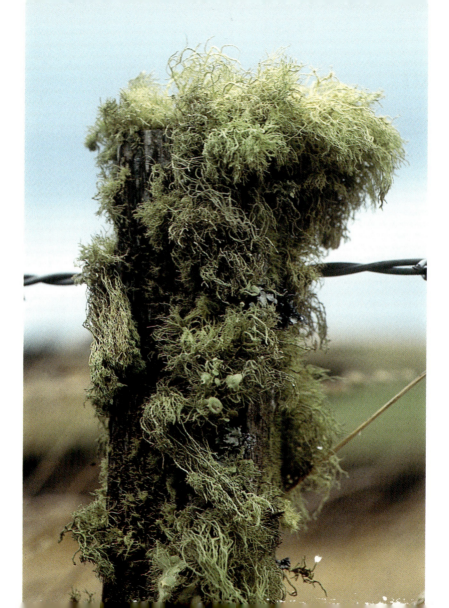

Meine Gedanken und Empfindungen reißen mich hin und her. Zum ersten Mal verstehe ich, was es heißt, vom Leben und von Stimmungen gebeutelt zu sein. Mein Herz ängstigt sich, ich zittere und fürchte mich zu Tode. Zugleich packen mich Wut und Zorn.

Eigentlich wollte ich dem Sturm meiner Gefühle ausweichen und den Umschwüngen meiner Seele entrinnen. Zu viel schien in Bewegung zu geraten. Ich beginne zu ahnen, dass nur längst Wackeliges zum Einsturz gebracht wird. Was stabil ist, kann standhalten.

Meine Schmerzen schaffen sich Platz, die neuen und die, die ich niemals wahrhaben wollte. Alte Narben tun weh, weil ich ihnen nicht die Zeit ließ, zu verheilen. Der Wildwuchs in mir ist kein Unkraut, sondern der aufkeimende Wunsch zu leben, der zarte Wille zu kämpfen.

Manchmal erinnere ich mich an Tage, in denen der Wind mein Haar zerzaust hat. Ich bin über Wiesen gegangen und unter Zäunen durchgekrochen, ich habe neben Bäumen im Moos gelegen. Für Augenblicke wünsche ich, dass ich lebendige Hoffnung festhalten kann.

Ich fürchte mich
nicht ununterbrochen
Ich weine
nicht ohne Pause

Zwischendurch
sehe ich
den Regenbogen
oder nur eine Taube

Für kurze Zeit
kehrt Ruhe ein und
ich fühle meine Tränen
sind kostbar wie Tau

Sammle sie
in deinen Krug
Ohne Zweifel
du zählst sie

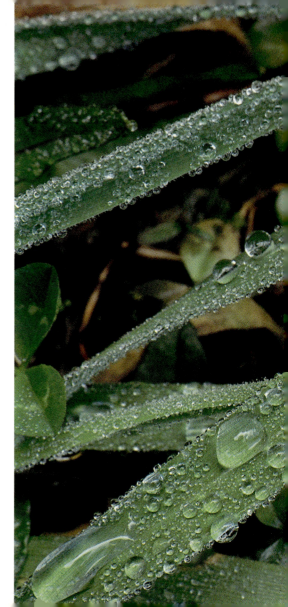

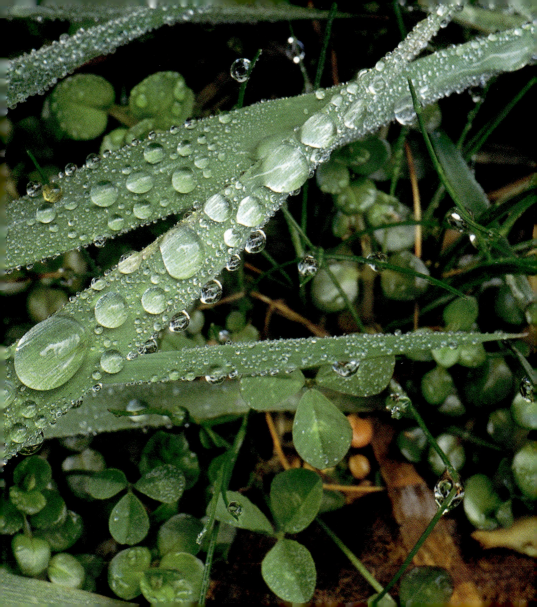

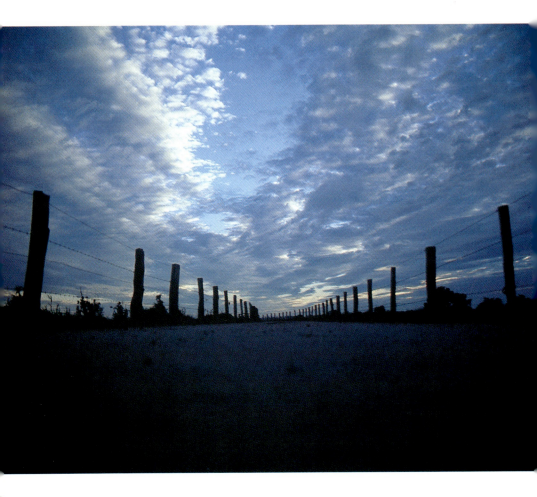

Unsere Tage sind wie ein Schatten auf Erden und ich komme mir vor wie eine Prinzessin der Dunkelheit. Mein Reich ist begrenzt, grau und wolkenverhüllt der Baldachin über meinem finsteren Thron. Die Blumen haben schwarz gefiederte Blüten.

Nebel steht in den Räumen, den ich nur selten durchdringe. Ich kenne die Grenzen meines Landes nicht; weiß nicht, wie weit ich komme. Meine Ratgeber zeigen ihr Gesicht nicht und die Diener scheuen meine Gegenwart.

Ich bin sehr einsam; nur die Toten, die vor mir gegangen sind, tanzen beständig ihren Reigen. Mir scheint, als griffen sie mit dürren Fingern nach mir. Manchmal kommt Besuch auf den Strahlen der Sonne und zerreißt die Spinnweben in meinem Palast.

Dann auf einmal sitzen wir wie selbstverständlich und lachen. Um mich herum weicht die düstere Stimmung, es wird eine Spur heller. Ich stehe auf und begleite die Gäste hinaus. Das Licht, das sie mitgebracht haben, bleibt.

Sie sollten mich behüten auf allen meinen Wegen, die Engel, und mich auf Händen tragen, damit ich meinen Fuß nicht an einen Stein stoße. Ob sie übersehen haben, dass ich ins Stolpern geraten und gestrauchelt bin?

Steine auf meinem Weg, scheinbar oder tatsächlich unverrückbare Hindernisse, Pflöcke, die andere für sich und gegen mich eingehauen haben, schließlich meine eigenen Wurzeln - ich bin zu Fall gekommen, zu einem Fall geworden.

Das, was wunderbar gemacht und im Mutterleib gebildet war, hat an Schönheit verloren. Mir fehlen Teile meines Körpers. Ich sehe mich im Spiegel und frage mich, was mit mir werden soll. Wie schwer sind für mich, Gott, deine Gedanken.

Wollte ich sie zählen, so wären sie mehr als Sand. Was mir von dir bekannt ist, rinnt mir durch die Finger. Trotzdem komme ich nicht los von dir. Wohl wegen der Engel mit Menschengesichtern, die mich behandeln, pflegen und mich lieben. Mit allen Mängeln und Narben.

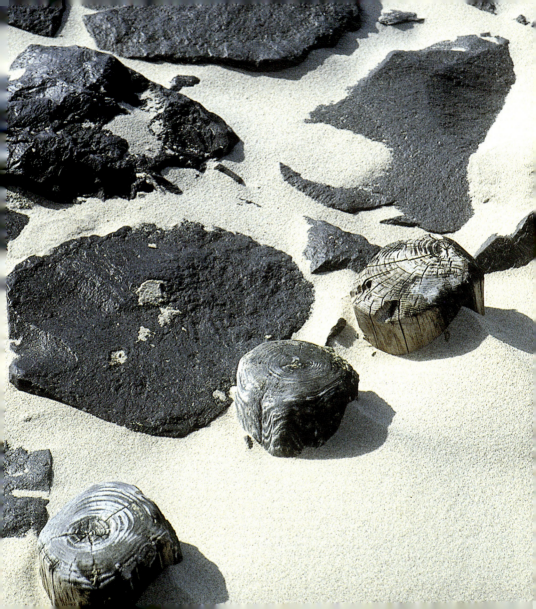

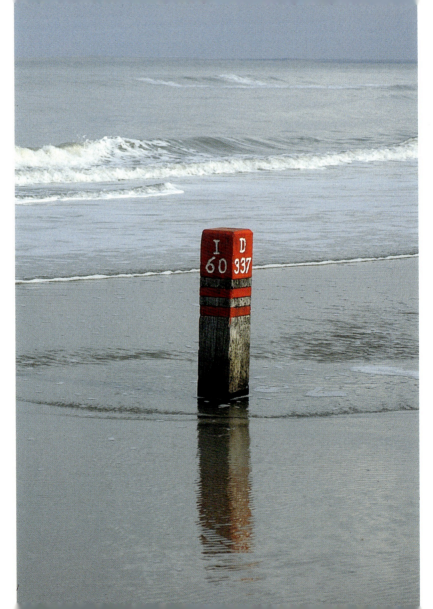

Die Fluten, die mich wegzureißen drohten, sie weichen. Ich fühle Boden unter den Füßen und sei es nur der, auf den ich meine Beine aus dem Bett herausschwinge. Ich wusste nicht, dass ich noch laufen kann.

Wohin ich gehe, kann ich bestenfalls erahnen. Zunächst im Zimmer hin und her, im Flur auf und ab. Erste Stufen, ganze Treppen. Immer nur ein kleines Ziel vor Augen. Etappensiege, die erreichbar sind.

Noch wackelig als Erwachsene erinnere ich mich an den Vater, der wartete, das Kind aufzufangen. Wie ein Fels in der Brandung stand er da, mich in die Arme zu schließen. Meist war er zugegen, wenn ich fiel, um mir aufzuhelfen.

Halt und Geborgenheit, zumindest aber Orientierung brauche ich für das neue Leben, das ich beginnen möchte. Sie werden weinend kommen, aber ich will sie trösten und leiten, verspricht Gott einem ganzen Volk.

Ich möchte endlich unendlich geliebt sein.

Es gibt Tage, an denen selbst der Abend meine Zuversicht nicht einnebeln kann. Ich stecke voller Unternehmungslust, die auch bedeuten kann, sich zu übernehmen. Was macht es schon, den eigenen Grenzen zu begegnen ...

Kopfüber, kopfunter wie ein Kobold turnen meine Gedanken und Ideen über alle Zäune hinweg, durchstreifen jedes Dickicht. Hier bin ich, nein, hier, fang mich doch, ich will sehen, wer meine Lust zu leben bremsen möchte.

Ich husche an Abgründen entlang, schaue ohne Furcht in die Tiefe. Das Schwarz des Waldes macht mich neugierig. Ich will sehen, was sich dahinter verbirgt, will sehen, was ich bislang verborgen habe.

Es wird nicht Tag und Nacht sein, um den Abend wird es licht sein, lebendige Wasser werden fließen. Was für ein Geschenk, Stein- und Salzwüsten, Sintfluten und andauernde Finsternis hinter sich lassen zu dürfen.

Ich bin am Leben, Gott sei Dank, und für heute fliegen alte Lasten dahin wie Wolken und Nebel.

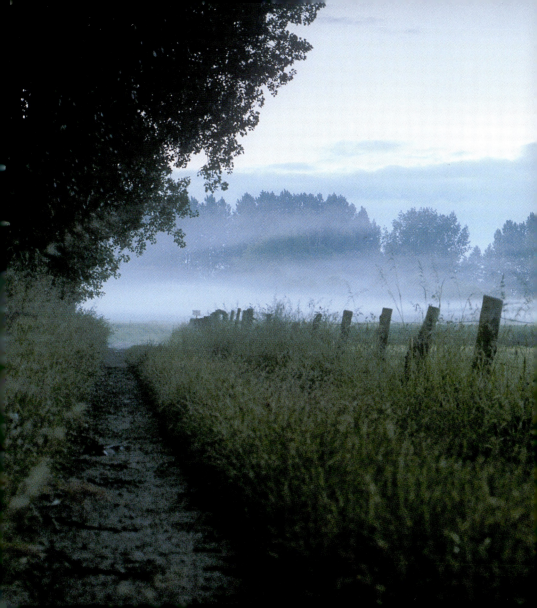

Lange genug habe ich dafür gesorgt, dass Finsternis mich deckt und Nacht statt Licht um mich ist. In den Nächten, die mir jetzt allein gehören, kann ich Worte finden für das, was meine Sache ist.

In einer Mischung aus Vernunft und Gefühl versuche ich, mein gegenwärtiges Leben einzuordnen. Meine Isolation möchte ich überwinden und auf ein Gegenüber, auf Gott, zugehen. Ich will nicht apathisch hinnehmen, was mir widerfährt.

Ich denke über meine eigene Geschichte nach. Was habe ich alles erlebt, wie habe ich es erlebt? War Zeit, um es zu durchleben ...? Was ist zu einem guten Ende gekommen, wo war ich bei mir selbst? Welche Trennungen und Brüche habe ich mitgemacht und mitmachen müssen?

Heillos ist es, merke ich im Nachhinein, sich dem Druck anderer zu unterwerfen, sich fremdem Willen anzupassen und dadurch nicht mit sich selbst übereinzustimmen. Wie oft gab es ein unseliges Auseinandertreten zwischen dem, was ich nach außen hin zeigte und tat, und dem, was ich eigentlich denken, reden und tun wollte.

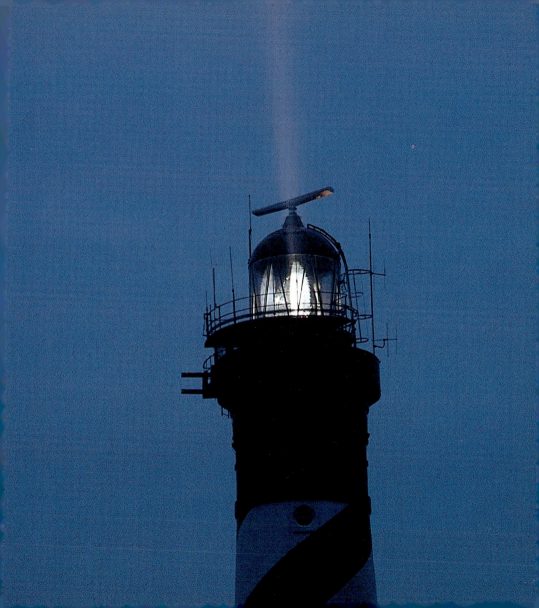

Zu einem Wandel vor Gott in Treue und mit einem ungeteilten Herzen gehört die Treue zu sich selbst und die Aufmerksamkeit für die eigene Seele. Ich weiß, ich habe mich vernachlässigt. Mein Körper spricht jetzt seine eigene Sprache.

Er spricht, wenn es ihm gut geht, aber auch, wenn ihm alles zu viel wird. In der Umgangssprache steckt viel Wissen um den Zusammenhang zwischen Körper und Seele: "Er bringt keinen Ton mehr heraus", oder: "Ihr geht das an die Nieren."

Manches bricht einem das Herz, fährt einem in die Glieder, kommt einem hoch, liegt einem schwer im Magen; man zerbricht sich den Kopf oder ist wie vom Donner gerührt. Ich beginne zu spüren, was davon mit mir zu tun hat.

Andere lasse ich mein Leiden so nicht deuten. Das steht nur mir selbst zu. Zu Freunden und Freundinnen habe ich so viel Vertrauen, dass sie sich Anmerkungen erlauben können. Ich höre aufmerksam zu und denke darüber nach.

Ich sehne mich nach Orientierung, nach einem Licht in der Nacht. Kann sein, dass ein Richtungswechsel nötig ist.

Mitten in der Nacht
wache ich auf und sehe
Sterne vom Himmel fallen

Ein Engel der ich
nach langer Zeit auch selbst sein kann
hat den Schlüssel zu meinen Abgründen in der Hand

Sie aufzudecken entlässt
tausend qualvolle Schrecken in Kopf und Herz
Doch sie dürfen nicht töten

Irgendwann spüre ich
wie sich undurchdringliche Nebel auflösen und
Stacheln ihre Kraft verlieren

Siebenmal heller ist der Sonnenschein
wenn der Herr den Schaden seiner Geschöpfe
verbindet und heilt

Mitten in der Nacht oder am Abend
sehe ich blau-gold-grün und weiß
dass es jeden Morgen wieder Tag wird

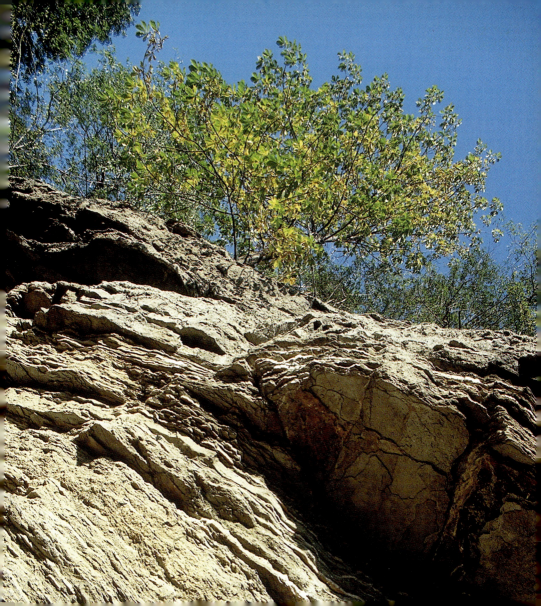

Ich habe nicht geglaubt, dass in mir noch etwas werden und wachsen könnte außer der Bedrohung meiner selbst. Vieles ist abgestorben. Der Boden schien zu unfruchtbar, um außer zerstörerischen Ungeheuern noch etwas freundlich Lebendiges zu gebären. Selbst mein Schädel war kahl wie der Scheitel der Töchter Zions in einer Schreckensvision des Propheten.

Ein Reis geht aus einem Stamm hervor, ein Zweig bringt aus seiner Wurzel Frucht. Ich fasse es nicht, dass der Himmel auf Erden bei mir, im Elend meiner Enge noch Einzug hält. Über den stoppeligen Schatten auf meinem Kopf, der das erste Wachstum neuer Lebenskraft ankündigt, erschrecke ich fast. Ich schlage schüchterne kleine Purzelbäume bei dem Gedanken, ich könnte womöglich wieder frei atmen.

Was für eine Erfahrung: Gott gießt Wasser auf das Durstige und Ströme auf das Dürre. Deswegen bin ich kein Baum, gepflanzt an Wasserbächen, keine Zeder auf dem Libanon, keine schattenspendende Staude. Ich wachse noch nicht einmal so eifrig wie Gras zwischen Wassern oder Weiden an Flüssen. Vielleicht gedeihe ich einfach wie eine Lilie auf dem Feld und sollte aufhören, mir so viele Sorgen zu machen.

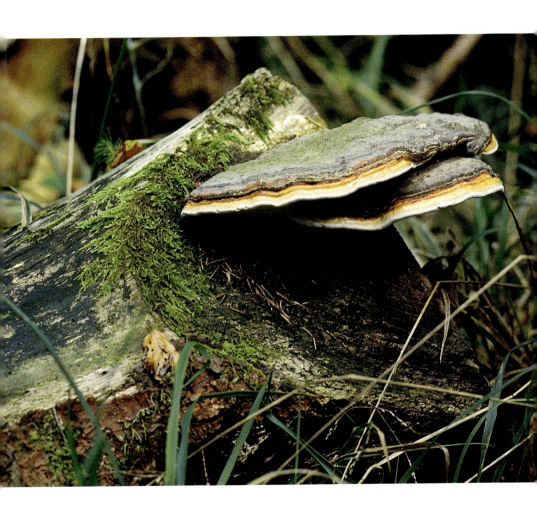

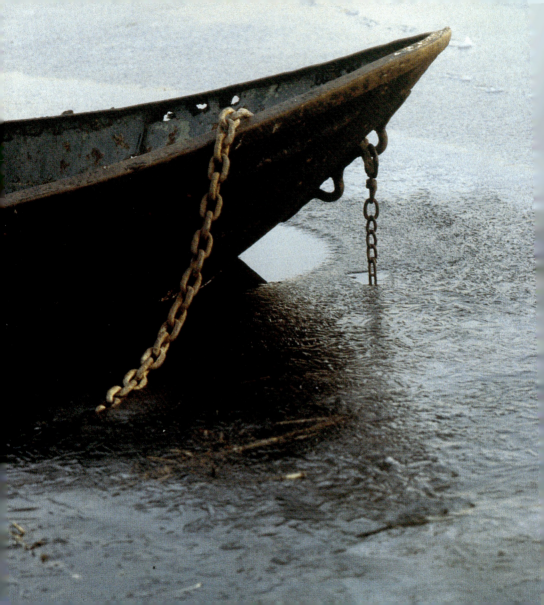

Einen Schiffbruch im Glauben erleide ich nicht wegen meiner Krankheit. Aber ich habe gezweifelt und bin skeptisch, habe gehadert und zürne, war bis in meine Grundfesten erschüttert und weine.

Die Vergangenheit ist nicht abgeschlossen; die gefahrvolle Gegenwart dauert an und über der Zukunft hängt ein Damoklesschwert. Nenne mich kleingläubig. Ich bin in guter Gesellschaft.

Die Stillung meines Sturms hat stattgefunden. Nur weiß ich, dass er sich wieder erheben kann. Es macht mir nichts. Jetzt, da ich Land sehe, merke ich, wie leicht es mir fällt, davonzufahren.

Ich habe Lust, meine Verluste anzunehmen, alte Verhaltensmuster hinter mir zu lassen und mit neuem Selbstvertrauen Kurs auf Leben zu nehmen. Mein Schiff mag angeschlagen sein, vorwärts kommt es allemal.

Wie in einem Kahn bei Unwetter bin ich gen Himmel geschossen und in den Abgrund gesunken, meinte, zur Hölle zu fahren. Jetzt treibe ich manchmal leicht wie auf Wolken dahin.

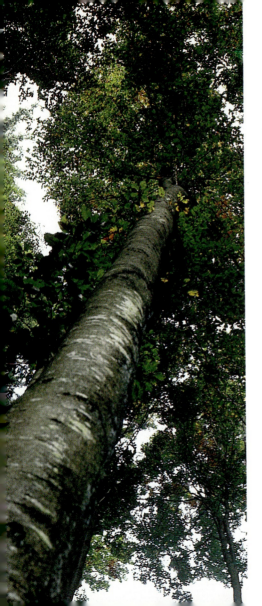

Doch, meine Bäume wachsen wieder in den Himmel. Sie verbinden das schützende Dach über mir und den Boden, auf dem ich stehen kann. Sie vereinen Himmel und Erde in meinem Leben, verknüpfen Hoffnungen, Sehnsüchte und Träume mit dem, was meinen Alltag ausmacht.

Unfreiwillig habe ich versucht von dem, was bekömmlich und was unverdaulich ist. Aus eigenem Antrieb heraus bin ich dem Guten und dem Bösen nahe gekommen. Manches habe ich bereut; anderes bringt mich weiter. Meine Erkenntnis ist Stückwerk geblieben.

Trotzdem bin ich zufrieden. Der Baum des Lebens ist stärker als alle anderen. Was in mir nach dem Kampf um mein bloßes Dasein übriggeblieben ist, es hat Kraft. Ich recke und strecke mich, die Seele bekommt Flügel und der Geist schwingt sich in ungeahnte Höhen. Gelegentliche Abstürze schaden nicht.

In den müden Tagen der Krankheit haben die Versuche begonnen, zu leben. In der Zeit danach ist Freude an der Freiheit gewachsen. Es gibt Verzweigungen und abbrechende Äste; manchmal verbietet der Stamm das Weiterklettern, verdunkelt die Krone die Sicht nach oben.

Alles das macht nichts. Der Baum des Lebens ist immergrün.

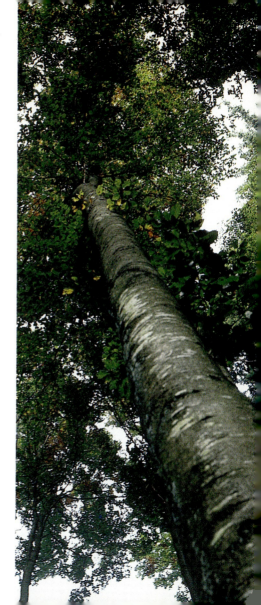

Die Pflüger, zu denen ich selbst zähle, haben auf meinem Rücken geackert und ihre Furchen lang gezogen. Ich habe Striemen auf der Seele und Narben am Körper. Andere und ich selbst haben dafür gesorgt, dass mein Leben in und auf mir Spuren hinterlässt.

Was vertrocknet, misshandelt und herausgerissen ist, gedeiht nicht mehr. Aber ich kann in tiefen Furchen säen. Wo unsagbare Trauer über fehlende Liebe war, beginne ich fremde Zuneigung zu sehen, zu hören und zu fühlen. Es ist an mir, aufblühen zu lassen, was andere mir entgegenbringen.

Die Fortschritte betragen Millimeter. Ich bin ungeduldig, wo Ausdauer nötig ist. Du tränkst, Gott, die Furchen und feuchtest Schollen; mit Regen machst du das Land weich und segnest sein Gewächs. Meine Tränen sind notwendig, damit ich aufnahmefähig bin.

Für jede Sekunde bin ich dankbar. Ich begreife allmählich, wie schwer und leicht Leben ist. Wie leichtlebig ich existieren kann, weil ich durchs Wasser gegangen und nicht ertrunken, durchs Feuer gegangen und nicht verbrannt bin. Ich bin dankbar, weil ich lebe.

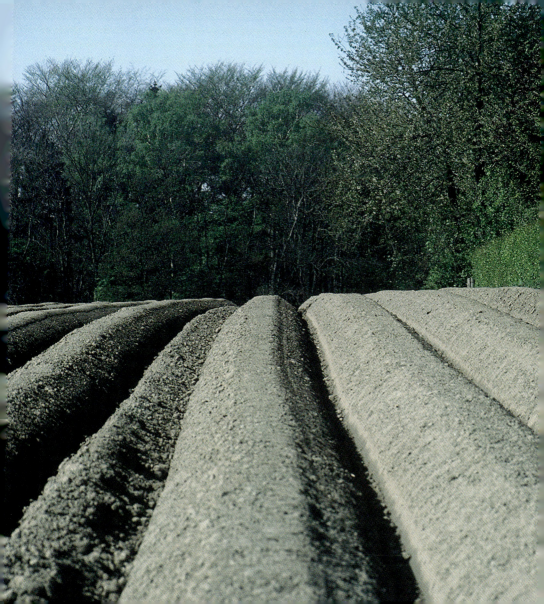

BIBELSTELLEN

- S. 6/7:   Psalm 42,8+11
- S. 8:   Genesis 1,2/Jesaja 1,7
- S. 10:   Psalm 107,34
- S. 12/13: Psalm 121,6/Matthäus 24,29
- S. 14:   Psalm 88/Jesaja 28,15
- S. 17:   Psalm 55,9/Hebräer 6,11
- S. 18:   Psalm 56,9
- S. 21:   Hiob 8/Jesaja 9,1
- S. 22:   Psalm 91,11/Psalm 139,18
- S. 25:   Jeremia 31,9
- S. 26:   Jesaja 44,22-23/Sacharja 14,7
- S. 28/30: Psalm 139,11-12/Jesaja 38
- S. 31/32: Jesaja 30,26/Offenbarung 9,1
- S. 34:   Jesaja 3,17; 11,1 und 44,3-4/Matthäus 6,28
- S. 37:   Hiob 17,16/Psalm 107,26/Markus 4,35/1.Timotheus 1,19
- S. 38/39: Genesis 2,9/1. Korinther 13,9
- S. 40/42: Psalm 65,11 und 129,3/Jesaja 43,2

© 1997 R. Brockhaus Verlag Wuppertal
Umschlag: Dietmar Reichert, Dormagen
Gesamtherstellung: Druckerei zu Altenburg

ISBN 3-417-24334-3